AF308776

RÉSECTION PARTIELLE

DES DEUX OS DE L'AVANT-BRAS DROIT

APRÈS LES TRAUMATISMES GRAVES

LIMITÉS AUX PARTIES MOLLES.

PAR LE Dr GUERMONPREZ.

Avec 34 figures dans le texte et une planche en phototypie.

LILLE,

L. QUARRÉ, ÉDITEUR,

Grand'Place.

1891.

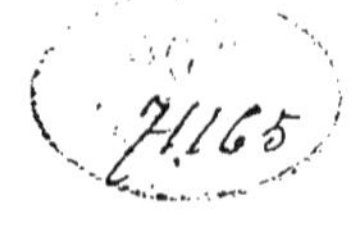

RESECTION PARTIELLE

DES DEUX OS DE L'AVANT-BRAS DROIT

APRÈS LES TRAUMATISMES GRAVES

LIMITÉS AUX PARTIES MOLLES.

DU MÊME AUTEUR

Plaies par éclatement des doigts (*Journal des Sciences médicales de Lille, Bull. gén. de Thérap. méd. et chir.*, 1881, et *Gaz. des hôp.*, 10 nov. 1881).

Plaies par usure de la main et des doigts (*Journal des Sc. méd. de Lille* et *Thérap. contemp.*, 1881).

Corps étrangers spéciaux aux ouvriers de la métallurgie (*Revue médicale de Toulouse*, nov. et déc. 1882, *Bull. gén. de Thérapeutique* et *Journal des Sc. méd. de Lille*, 1883).

Étude sur les plaies déterminées par les peignes de filature (*Société de Médecine et de Chirurgie de Bordeaux*).

— Le même, traduit en espagnol par le Docteur F. Curós Alcantara (*Encyclopedia medico-pharmaceùtica* de Barcelone, février 1884).

Plaie de l'avant-bras produite par une machine à percer ; fracture des deux os avec issue de l'un des fragments; guérison (*Gaz. des hôp.*, 5 sept. 1882, et *J. des Sc. méd. de Lille*).

Étude sur les plaies des ouvriers en bois (*Comm. à la Société de Chirurgie de Paris*, 1883, et *Journal des Sciences médicales de Lille*, 1883).

Sur le pronostic des mutilations de la main (*Lecture faite à la Société de Chirurgie de Paris*, 16 janvier 1884).

Note sur les conséquences d'une plaie par peigne de filature (*Journal des Sc. méd. de Lille*).

Fracture de la colonne vertébrale ; réduction des fragments déplacés; retour immédiat de la sensibilité et de la motilité ; guérison. (*Bull. méd. du Nord*, 1873, p. 61, et *Gaz. des hôp.* 15-17 avril 1873.)

Manœuvres de réduction appliquées à un cas de traumatisme du rachis (*Ibidem*, 22 févr. 1882. *Union méd.* 1882).

Lésions tardives après un cas de traumatisme du rachis ; luxation spontanée de la rotule en dehors ; plaie ulcéreuse spéciale sous l'ischion. (*Lecture faite à la Société de Chirurgie de Paris*, 29 nov. 1882, et *Journal des Sc. méd. de Lille*, 1883.)

Pratique chirurgicale des établissements industriels, un vol. de 500 pages, avec 150 figures. Paris et Lille, 1884-87.

Arrachements dans les établissements industriels. (*Bulletin de l'Académie royale de médecine de Belgique*, 3ᵉ série, tome XVIII, nᵒ 4.)

Notes sur quelques résections et restaurations du pouce. — Paris, 1887.

Essai de cheiroplastie : tentative de restauration du pouce au moyen d'un débris de médius. (*Société de Chirurgie de Paris*, 28 juillet 1886.)

Étude sur les coups de cardes. (*Bulletin de l'Académie royale de médecine de Belgique*, 1886.)

Étuves et chirurgie. (*Société anatomo-clinique de Lille*, 1889 et 1890.) (En collaboration avec M. le Docteur L. Derville.) Le papillome des raffineurs de pétrole (*Ibidem*,) 1890 et 1891.

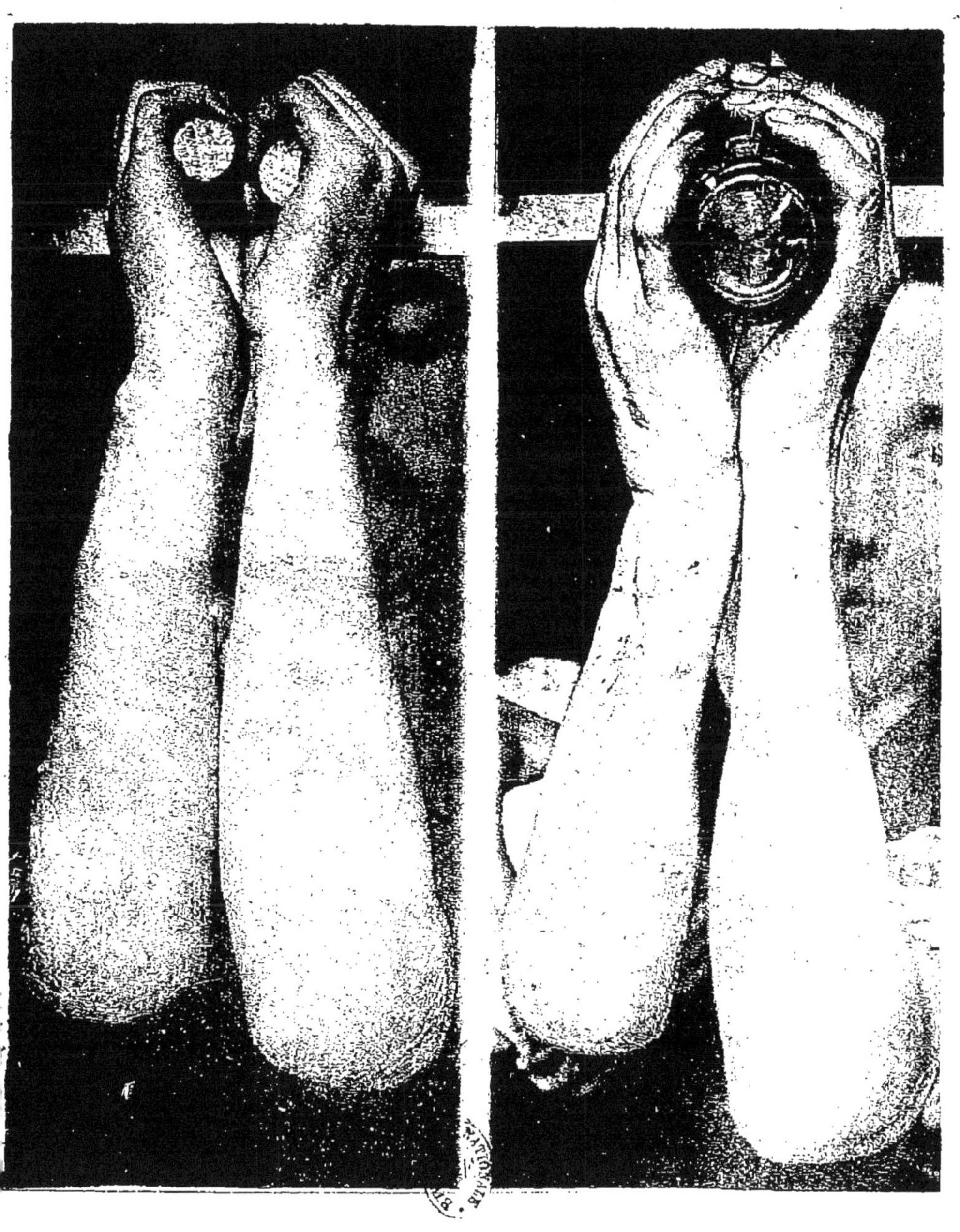

RÉSULTAT DE LA
SECONDE OPÉRATION.

RÉSULTAT DE LA
PREMIÈRE OPÉRATION.

Photographies et phototypies de M. le Dr Pierre Bernard.

RÉSECTION PARTIELLE

DES DEUX OS DE L'AVANT-BRAS DROIT

APRÈS LES TRAUMATISMES GRAVES

LIMITÉS AUX PARTIES MOLLES

Par le Dr GUERMONPREZ.

LILLE

L. QUARRÉ, ÉDITEUR,

Grand'Place.

1891.

RÉSECTION PARTIELLE

DES DEUX OS DE L'AVANT-BRAS DROIT

APRÈS LES TRAUMATISMES GRAVES

LIMITÉS AUX PARTIES MOLLES

Le Congrès a déjà entendu plusieurs communications remarquables sur diverses résections. Si l'on s'en tient à celles qui concernent les membres, on comprend sans peine que l'indication opératoire soit imposée, lorsque le squelette est directement mis en cause, soit par un traumatisme, soit par un processus morbide.

La question est beaucoup plus discutable, lorsque le squelette n'est pas intéressé, lorsque les lésions sont exclusivement limitées aux parties molles seulement. Dans ces circonstances, une résection est toujours plus audacieuse; elle est nécessairement plus sujette à controverse et aussi plus aléatoire ; c'est pourquoi il me paraît indispensable de la soumettre à une plus large critique en portant la question à la tribune du Congrès.

Cette question n'est cependant plus nouvelle.

Dès 1862, M. le professeur Verneuil en avait apprécié l'importance à propos d'une altération des doigts. Une petite fille était guérie, depuis bien des années, après des brûlures profondes limitées aux parties molles ; la rétraction cicatricielle entravait le fonctionnement des doigts ; une résection systématique de tout ou partie de la phalange ou de la phalangine pouvait restituer la fonction perdue. M. Verneuil proposa son plan opératoire à ses collègues de *la Société de chirurgie*. Son projet fut discuté, controversé, critiqué, tellement qu'il fut abandonné par son auteur lui-même.

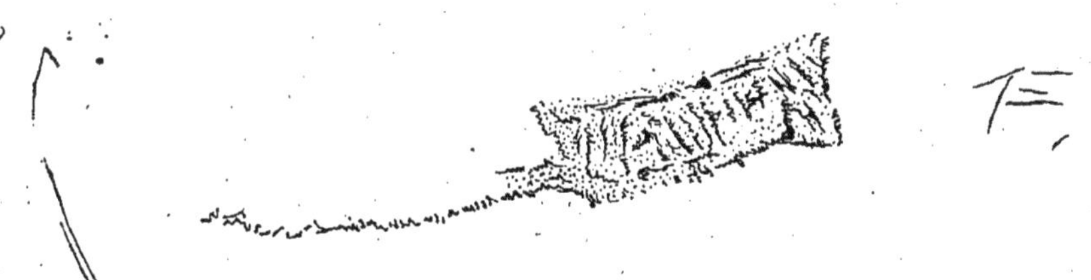

Fig. 1. — Étendue d'une cicatrice d'une main fonctionnellement perdue.

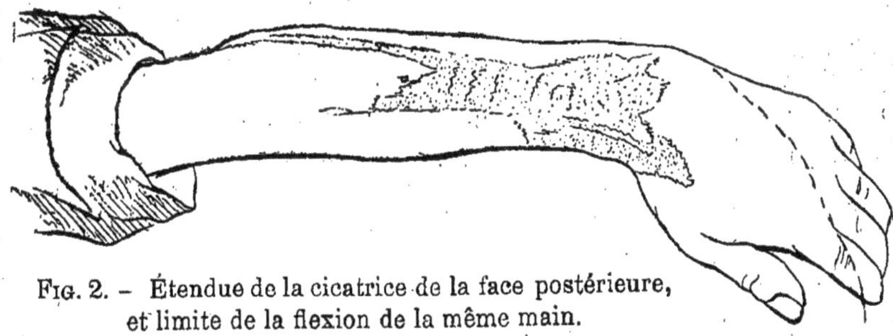

Fig. 2. — Étendue de la cicatrice de la face postérieure,
et limite de la flexion de la même main.

L'idée première était donc émise, mais non pas mise en pratique.

A cette époque comme aujourd'hui, on observait, dans les grands centres industriels, de vastes délabrements avec des pertes de substance étendues à plus de la moitié du pourtour d'un membre : il en résultait des suppurations prolongées, des menaces de complications et surtout la perspective de la ruine fonctionnelle du membre ; chacun de nous en a pu voir un plus ou moins grand nombre et chacun s'est conformé à l'indication, alors incontestée, c'était le sacrifice complet du membre, l'amputation.

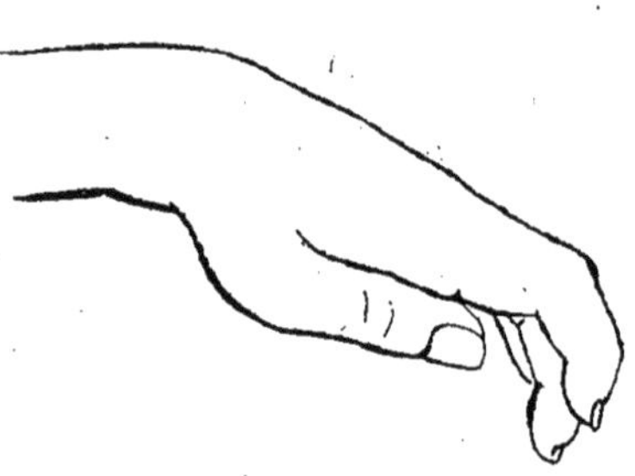

Fig. 3. — Limite de l'extension de la même main et des doigts.

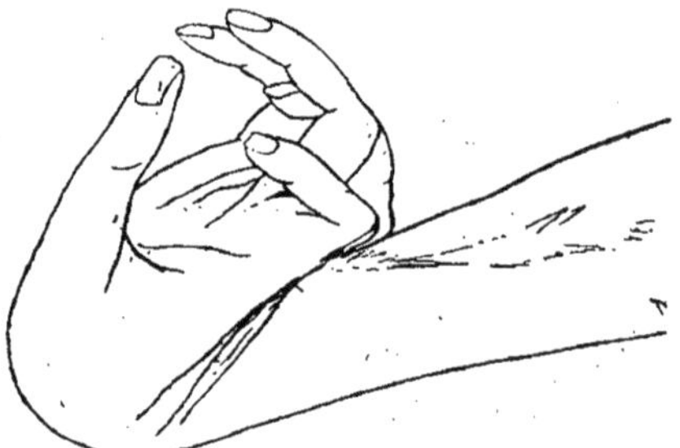

Fig. 4. — Rétraction cicatricielle après brûlure dorsale.

Quinze ans plus tard, les progrès de la méthode antiseptique ont conduit les blessés à se refuser à cette ressource ultime d'une chirurgie trop sommaire ; et j'ai vu de nombreux ouvriers

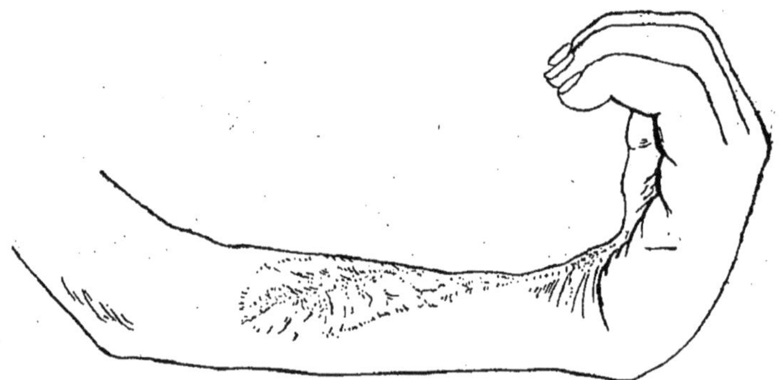

Fig. 5. — Étendue de la cicatrice d'une main et d'un avant-bras entravés après un coup de cylindres dentés, côté palmaire.

arriver à la guérison et conserver leurs membres après des plaies par engrenage, des plaies par ratissage, des plaies par

usure, des coups de cylindres, des plaies par écrasement, limitées au bras ou à l'avant-bras.

Personne ne saurait être étonné que je me sois préoccupé
toujours de la fonction de la main après les traumatismes, dont
il s'agit.

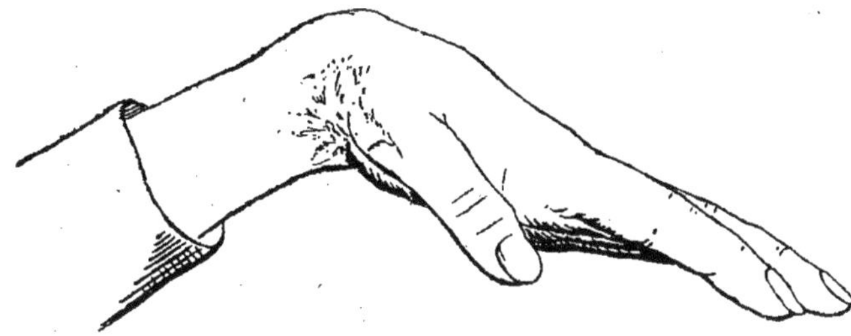

Fig. 6. — Limite de l'extension du poignet du même sujet.

A mon avis le bras et l'avant-bras n'ont de valeur que par
leur qualité de support de la main.

Or, ce qui m'a le plus frappé, c'est que les malheureux
ouvriers victimes des accidents auxquels je limite ma communication, avaient la satisfaction platonique de conserver leur
main ; mais, en même temps, ils avaient la déception singulière
de ne pouvoir s'en servir.

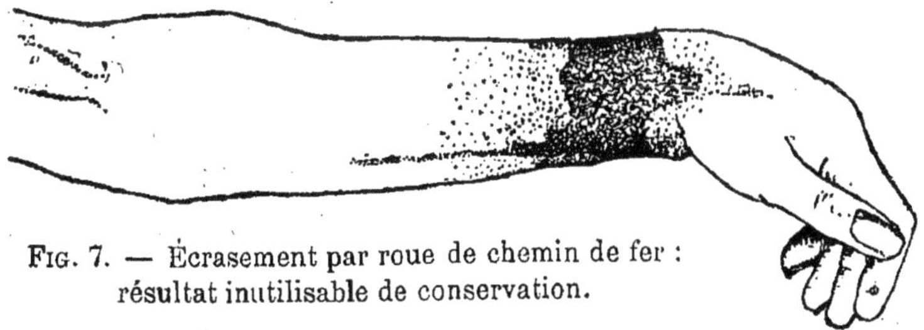

Fig. 7. — Écrasement par roue de chemin de fer :
résultat inutilisable de conservation.

J'en ai vu, dont la cicatrice étendue à presque toute la péri-
phérie du membre arrivait à comprimer et finissait par étran-
gler le membre d'une façon déplorable ; les douleurs étaient
d'abord limitées à la main ; puis elles s'étendaient à l'avant-bras

et s'irradiaient de plus en plus, jusqu'à rendre tout travail impossible. Le membre conservé devenait donc onéreux et les blessés demandaient l'amputation, comme une véritable délivrance.

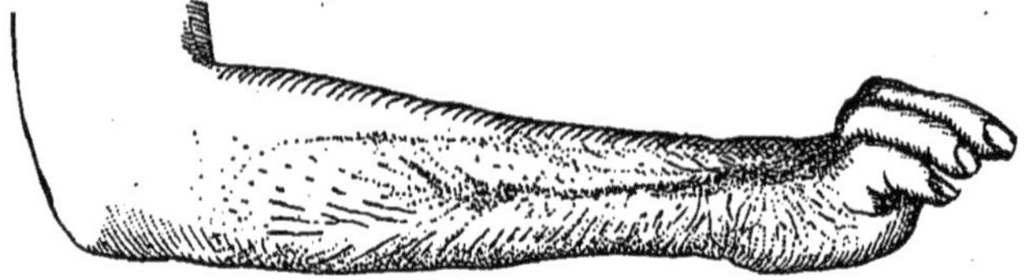

Fig. 8. — Perte importante de la fonction des doigts après un coup de cylindres compliqué de brûlures.

J'en ai vu d'autres, dont l'étendue de la plaie était tellement vaste, qu'il fallait six mois, huit mois, un an de pansements et d'immobilisation pour arriver à la cicatrisation; c'est plus qu'il n'en faut pour assurer l'atrophie complète et définitive, c'est-à-dire la ruine de la fonction du membre.

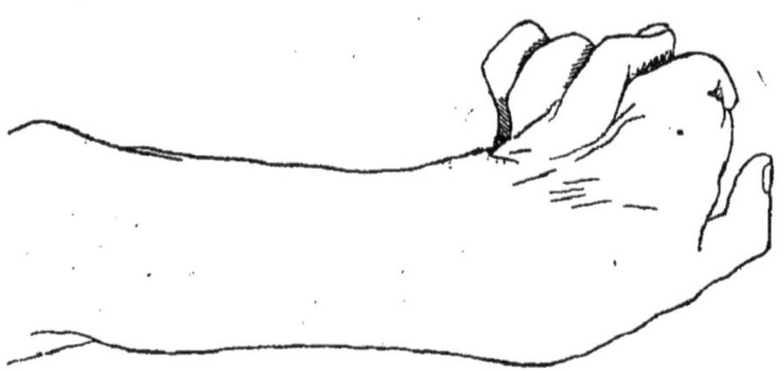

Fig. 9. — Perte analogue après brûlures.

D'autres encore sont victimes des rétractions cicatricielles tardives, et voient les doigts isolément ou la main entière, se fixer dans une attitude vicieuse, soit dans un complet renversement dorsal, soit dans une flexion exagérée, soit dans un entraînement latéral, qui les prive de tout mouvement utilisable : là encore le membre est conservé ; mais il ne peut plus servir.

Je suis profondément convaincu de la vérité de cet aphorisme

tout français : « *Pour la main, la fonction prime la forme.* »
(L. H. Farabeuf).

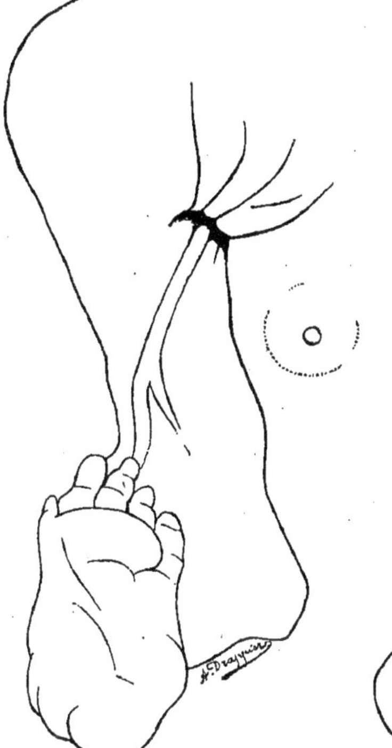

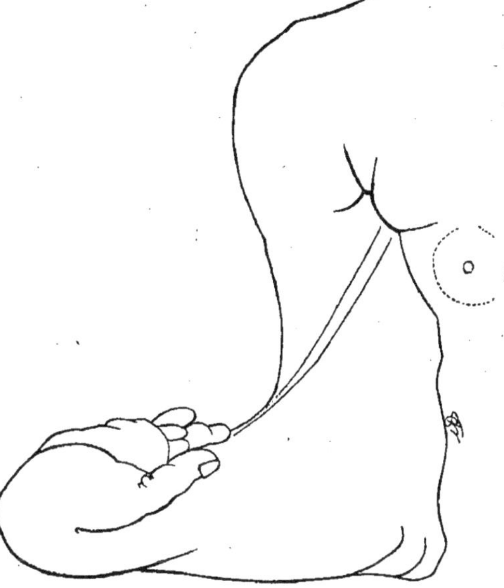

Perte de la fonction du membre supérieur
droit après brûlure étendue et profonde,
observation de M. le Docteur Orcel, de Lyon.

Fig. 10.— Rétraction cicatricielle.
Le membre vu de face.

Fig. 11.— Rétraction cicatricielle.
Le membre vu de profil.

Je vais plus loin ; et je considère comme un devoir chirur-
gical formel, de faire toujours tout le possible, pour sauvegarder, toujours, tout ce qui peut être conservé de la valeur
fonctionnelle des doigts et de la main.

Il y a longtemps que cette préoccupation hante mon esprit ;
c'est pourquoi je reste convaincu qu'il faut savoir porter
l'intervention chirurgicale jusqu'à la région antibrachiale,
lorsqu'une opération pratiquée sur l'avant-bras peut contribuer
à sauvegarder la fonction de la main et des doigts.

Dès le mois d'octobre 1885, j'ai eu l'occasion de proposer une opération de ce genre, dont l'indication se trouve nettement exprimée dans la thèse de M. le Dr Delporte d'Estaires (1)

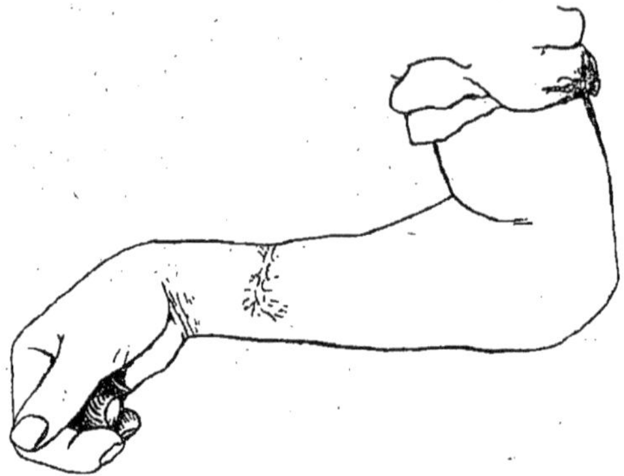

Fig. 12. — Impotence fonctionnelle de la main droite après un coup de scie circulaire.

et encore dans celle de M. le Dr Lenys, de Carvin (2). J'ai eu la malencontre de ne point réussir à convaincre le blessé ; à mon grand regret, il me fallut renoncer à pratiquer l'opération proposée.

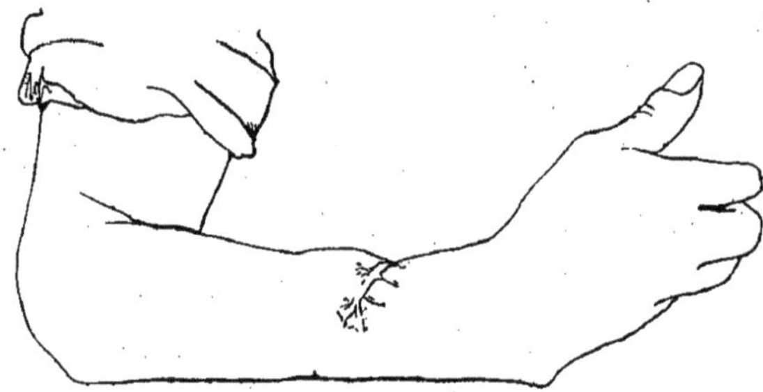

Fig. 13. — Même impotence.

En février 1885 M. le Dr Martel de St-Malo, fut plus heureux;

---

(1) Docteur DELPORTE. — *De la conservation dans les plaies pénétrantes des articulations.* — Thèse de Lille. 1885.

(2) Docteur RENÉ LENYS. — *Des plaies graves de l'avant-bras.* — Thèse de Paris. 1888.

et il put déterminer son blessé à accepter une opération analogue, dont l'idée avait été mûrie par notre honorable et judi-
cieux confrère déjà trois ans auparavant. Cette audacieuse
tentative fut couronnée d'un plein succès ; elle fut l'objet d'un
remarquable rapport présenté à l'Académie de médecine par
M. Polaillon, et réussit (il me semble pouvoir l'affirmer), à rallier
l'assentiment de tous les chirurgiens soucieux du progrès.
Dans le cas de M. le Dr Martel, les parties molles étaient seules
réellement en cause ; aucune lésion squelettique n'imposait
une résection proprement dite. C'est donc pour assurer la
prompte et avantageuse réparation des parties molles, que
notre confrère fit systématiquement la résection de soixante-
quinze millimètres de la diaphyse du tibia ; il pratiqua ensuite
la suture des deux fragments du tibia, dédaignant ce soin pour
le péroné.

Ici même, au *Congrès français de Chirurgie de 1888,*
M. le Docteur Kirmisson a relaté une observation de résection
du squelette de l'avant-bras « pour remédier à des pertes de
substance des parties molles. » La malade avait été brûlée
en juillet 1886 ; elle fut opérée une première fois le 11 mai
1887 et une seconde fois le 17 octobre 1887. Ces deux opérations ont donc été *secondaires,* pour ne pas dire *tardives.* Le
résultat fut d'ailleurs incontestablement bon : les mouvements
ont été partiellement recouvrés : *le membre* est redevenu
utile (1).

---

(1) E. Kirmisson. *Résections du squelette pour remédier à des pertes
de substances des parties molles.* Congrès de 1888, p. 613.

En 1884, le N° 50 du *Centralblatt für Chirurgie* a fait connaître une
résection partielle de l'avant-bras pour faciliter le rapprochement et la
suture des bouts des tendons et des nerfs de l'avant-bras. (Cf. *Archives
de médecine.* Avril 1883, p. 485, et aussi *Bulletins et Mémoires de la
Société de Chirurgie de Paris.* 1885, p. 359.)

Le blessé était âgé de 22 ans. Cinq mois après l'accident, il était encore
impotent. Il demanda une opération qui pût diminuer l'importance déplorable de son infirmité. Pendant deux heures, le chirurgien poursuivit son

A deux reprises différentes, j'ai été amené à pratiquer une opération analogue sur l'avant-bras et à la pratiquer peu d'heures après l'accident, c'est-à-dire dans les conditions ordinaires des *opérations* PRIMITIVES.

Dans les deux cas, il s'agit du côté droit.

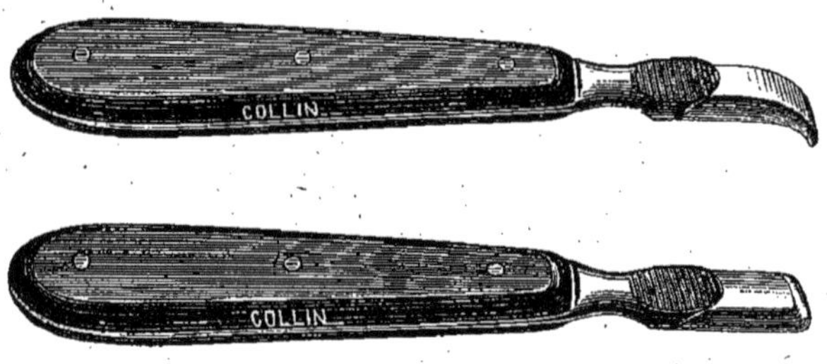

Fig. 14.

L'une de mes opérations est vieille de deux ans et demi ; l'autre ne date que de six mois. Mes deux opérés sont guéris ; tous deux ont repris l'exercice de leur travail professionnel.

C'est donc avec la sanction des faits, que j'ai l'honneur de

---

travail de recherche et de dissection des bouts de tendons et des bouts des nerfs médian et cubital. Au bout de deux heures, on s'aperçut que l'écartement des bouts sectionnés était tel, qu'aucune réunion n'était possible. On se décida alors à réséquer le radius et le cubitus sur une longueur de cinq centimètres, et à faire la suture au fil d'argent.

C'était encore une opération *secondaire, et même tardive*. Elle n'a pas donné un résultat parfait ; mais elle a permis au blessé de tirer encore quelque parti de sa main droite. Elle a donc diminué l'importance de son infirmité.

Le résultat eut été meilleur, évidemment, si l'opération avait été primitive, au lieu d'être demandée cinq mois après le traumatisme.

A côté de ces documents relatifs aux résections de l'avant-bras, il serait facile d'en ranger d'autres, qui se rapportent au fémur (Mayer, de Wurtz bourg) ; à l'humérus (Ollier, Aymers-Macdougall, Joseph Bell, Guermonprez) ; au tibia et au péroné (Jasinski, Mantel, Kirmisson, Guermonprez, William Hamilton et probablement Huntington). — Mais ce sont des documents qui ne se rapportent pas à la question précise, qui est ici limitée aux seules résections de l'avant-bras.

présenter au Congrès quelques considérations sur mon procédé opératoire et sur les résultats obtenus.

Il suffit de jeter un coup d'œil sur les phototypies pour apprécier le raccourcissement du membre. Chez mon premier opéré (celui de droite), j'ai enlevé six centimètres de chacun des deux os ; sur le second (celui de gauche), je me suis borné à enlever cinq centimètres du cubitus et autant du radius.

Dans toutes mes résections diaphysaires de l'avant-bras (1), je pratique systématiquement la section en mortaise et tenon, sans faire au préalable une section simple de l'os. Ce temps opératoire est laborieux, lorsqu'il est pratiqué au moyen de la

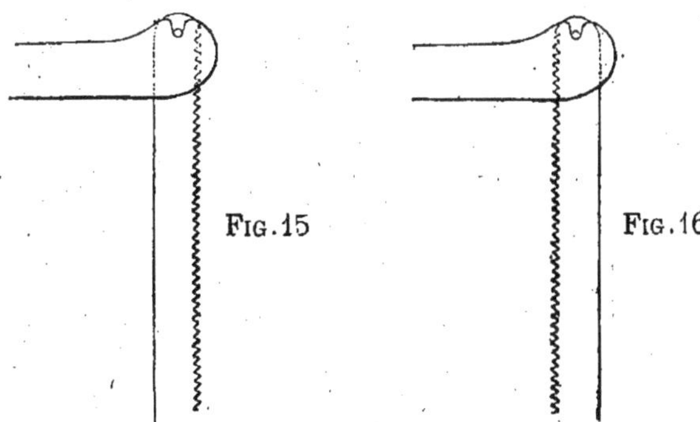

Disposition de la lame de scie pour les deux temps successifs de la confection de la mortaise d'une part, du tenon d'autre part.

scie à amputation. On a beau choisir la lame la plus étroite ; il faut pour chacune des quatre sections placer la lame, successivement, dans sa direction naturelle, et dans sa direction inverse ; les dents de la scie sont dirigées d'abord en avant (fig. 15) ; elles sont ensuite retournées vers le manche (fig. 16). C'est une complication et une perte de temps. J'ai pris l'habi-

---

(1) Les autres résections de l'avant-bras ne sauraient trouver place dans cette communication. Toutes avaient leur indication dans des lésions squelettiques.

tude d'éviter ces inconvénients, en remplaçant la classique scie à amputation par la scie à marquetterie, ou scie d'horloger (fig. 17).

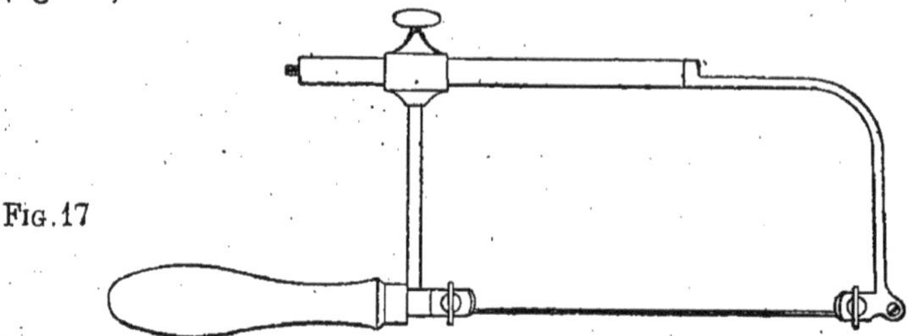

La scie à marquetterie, habituellement préférée à la scie à amputation, à cause de l'étroitesse de sa lame.

Lorsqu'on a pris le soin de s'exercer à manier ce facile instrument, on arrive sans peine à changer sa direction, lorsqu'on est arrivé au fond de la mortaise, ou au sommet du tenon. Il suffit pour cela de continuer à exécuter le mouvement de va-et-vient, qui est le propre du mouvement de scie, sans chercher à faire mordre la lame ; il se fait ainsi une sorte de petit tunnel, d'où l'on sort très aisément, en confectionnant la seconde face du tenon ou de la mortaise. Cette seconde partie du temps opératoire n'est pas dénuée d'une certaine élégance et elle ne présente aucune difficulté sérieuse.

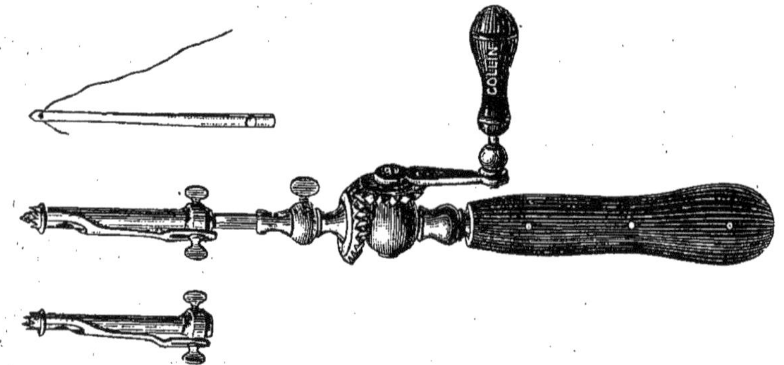

FIG 18. — Perforateur à manivelle.

La scie à marquetterie présente par ailleurs un autre avantage : les lames de scie sont d'un prix tellement minime, qu'on peut s'accorder le luxe de ne se servir des lames que pour une seule opération ; on a ainsi la satisfaction d'opérer toujours avec une lame neuve, c'est-à-dire aseptique et surtout nullement émoussée.

Pour placer les fils, je me sers toujours du perforateur à manivelle (fig. 18) et de la mêche la plus fine, qui est toujours si bien trempée par nos fabricants français.

Pour le choix du fil, je me suis servi jadis du crin de Florence et je m'en sers encore sur les très jeunes sujets ; mais je préfère habituellement le fil d'argent de gros calibre.

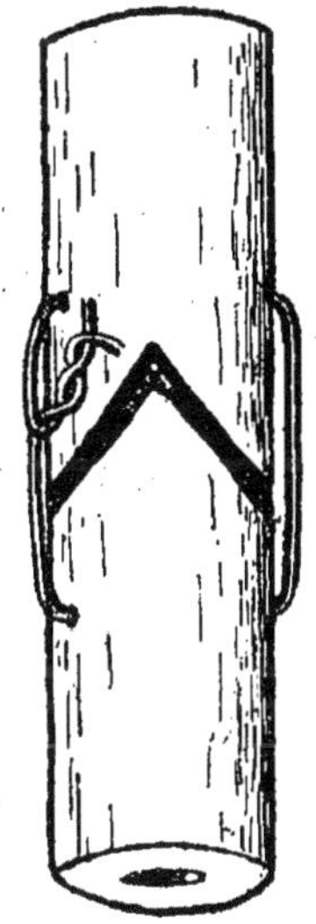

Fig. 19. — L'ancien mode de torsion du fil de suture.

Pour la confection du nœud, je m'en tenais jadis à la torsion classique, comme le montre la fig. 19 ; mais je n'ai jamais pu réussir à obtenir, par ce moyen, une coaptation vraiment satisfaisante, qui affronte exactement les deux surfaces osseuses.

Une déconvenue m'a déterminé à renoncer à cet antique procédé.

Quelques mois après sa guérison, mon premier opéré était ennuyé de sentir ces fils d'argent sous sa peau. Pour lui donner satisfaction, j'allai à la découverte du fil, qui suturait le cubitus, je sectionnai l'anse au-dessous, je saisis la tresse à l'aide d'une pince à esquilles, je tirai énergiquement et extirpai ce fil dans son entier et sans incident. Lorsque je voulus agir de même pour le radius, j'eus la déception de trouver la partie la plus profonde de ma torsade ensevelie dans une prolifération osseuse de nouvelle formation ; je fis de mon mieux pour sectionner l'anse elle-même, mais je n'y pus parvenir : mon coup de ciseaux porta sur une partie profonde de la torsade, qui fut seule ramenée. Ma déconvenue ne fut pas préjudiciable à mon opéré, qui conserve son anse de fil d'argent parfaitement tolérée par son tissu osseux et continue à travailler sans se soucier de ce corps étranger métallique, qui ne le gêne en aucune façon.

Ce désagrément n'existe plus ; et la coaptation est plus exacte, lorsque les fils sort tordus en hélice au moyen d'une clef d'acier (fig. 20), qui rappelle celle qui sert à ouvrir certaines boîtes à sardines.

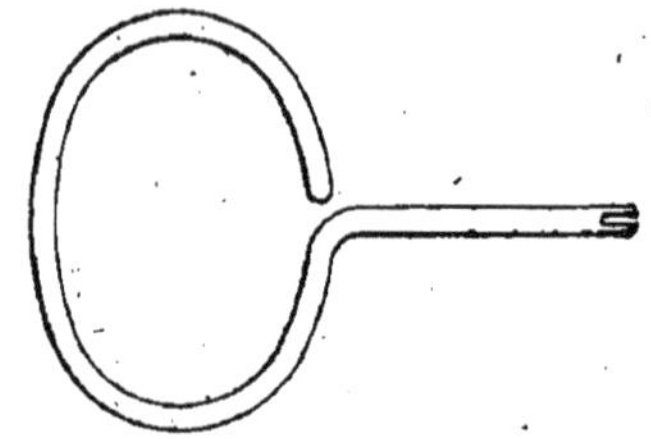

FIG. 20 — La clef d'acier, proposée pour enrouler le fil en hélice, comme le montre la figure 25.

Les deux hélices sont faciles à enrouler, faciles à serrer « *à fond* », de façon à éviter que l'anse du fil métallique flotte encore de l'autre côté de l'os.

L'affrontement est facile à serrer : chacun pourra s'en rendre compte, en pratiquant ce mode de suture expérimentalement sur l'os sec, et en comparant le résultat avec la constriction, toujours insuffisante, que fournit l'ancienne manière de faire le nœud, par torsion des deux bouts métalliques..

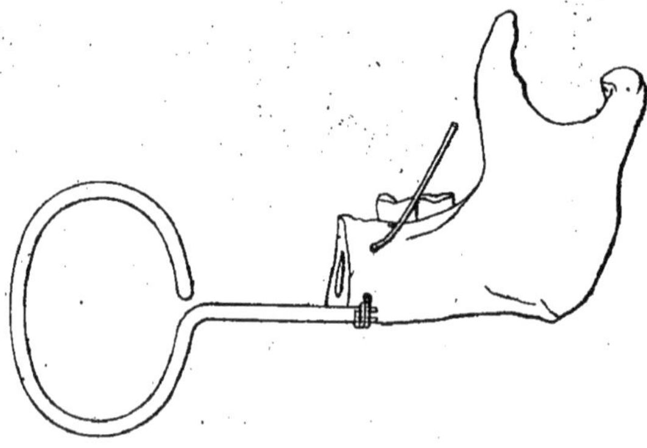

FIG. 21. La façon d'enrouler le fil en hélice.

Toutefois il arriverait, qu'en serrant la seconde hélice, on pourrait avoir la surprise de dérouler la première, au lieu d'achever la tension du fil et la coaptation des fragments.

C'est pourquoi il importe de fixer la première hélice, avant d'achever la constriction de la seconde.

Les fig. 22 et 23 montrent les hélices au moment où elles viennent d'être serrées. La fig. 24 les montre fixées toutes deux : il suffit d'un coup de pouce pour rabattre chacune d'elles sur la face latérale de l'os. Les schémas montrent les temps successifs, comme s'ils se faisaient simultanément. Dans la pratique, la première hélice doit être seule rabattue d'abord; la seconde doit être serrée et tendue ensuite ; plus tard seulement il est temps de la rabattre pour fixer définitivement la coaptation des deux fragments.

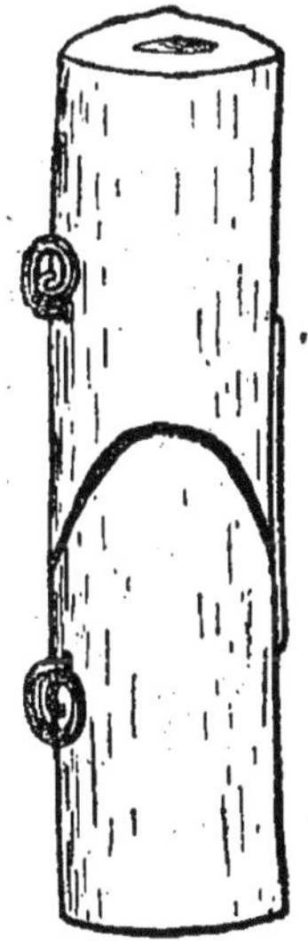

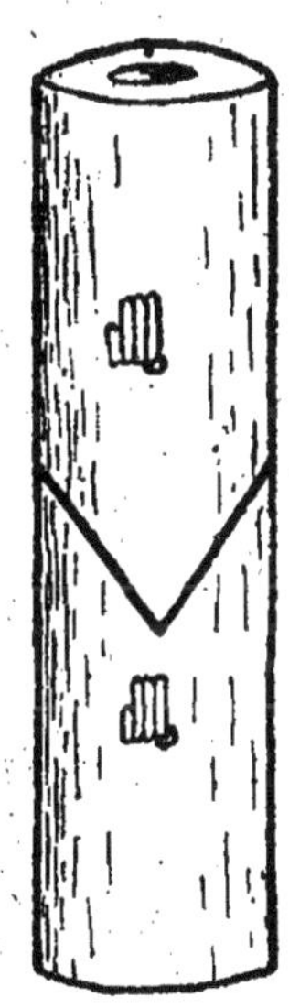

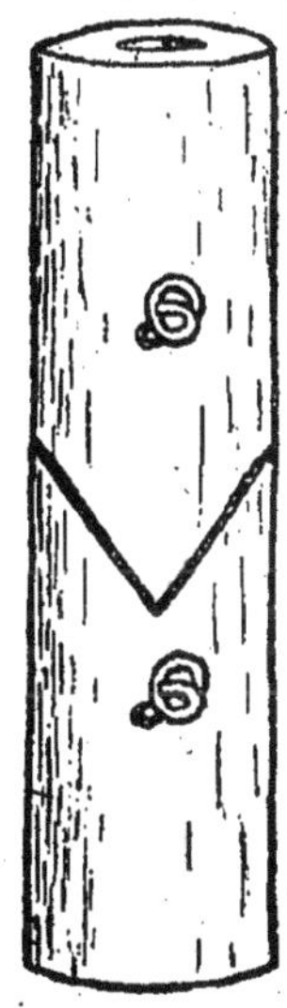

<table>
<tr><td align="center">FIG. 22.
Les deux hélices obte-
nues, vues par la face
antérieure de l'os.</td><td align="center">FIG. 23.
Les mêmes, vues par la
face latérale de l'os.</td><td align="center">FIG. 24.
Les deux hélices ra-
battues sur la face
latérale de l'os.</td></tr>
</table>

Le premier avantage de ce mode de pratiquer la fixation des fils, dans la suture osseuse, est, en effet, d'assurer une coaptation plus exacte des segments osseux et d'abréger ainsi le temps de formation du cal ; mais il a en outre le second avantage de faciliter remarquablement l'extirpation du fil métallique, lorsque le chirurgien juge convenable de supprimer ce corps étranger.

En effet, rien n'est plus facile que de donner un coup de cisailles pour faire sauter une des deux hélices, en la sectionnant au ras de l'os. Il ne reste plus ensuite qu'à saisir la seconde hélice et à la retirer, soit au moyen de la pince à dents recourbées (fig. 25), soit au moyen d'une pince à esquilles, d'un porte-aiguilles, ou de quelque autre instrument analogue.

Pour peu que l'on prenne le soin de confectionner exactement les mortaises et les tenons, de bien suivre le parallélisme des doubles plans de section sur chacun des deux os, pourvu que l'on place bien les hélices sur le côté externe du radius d'une part, sur le côté interne du cubitus d'autre part, on arrive aisément à

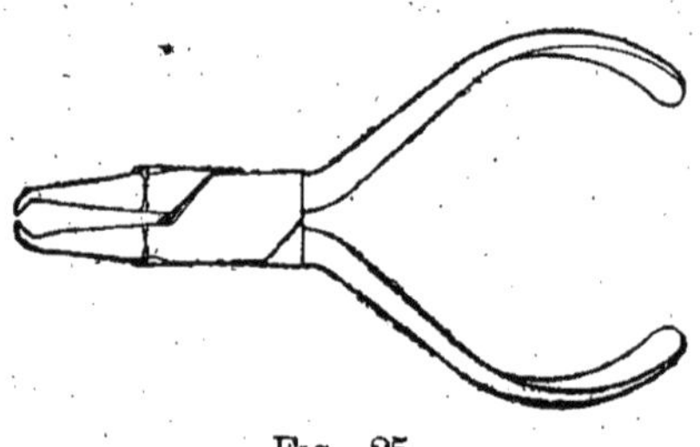

FIG. 25.

La pince pour retirer la seconde hélice, après excision de la première.

conserver toute l'étendue de l'espace interosseux et à prévenir l'entrecroisement des deux os.

Quant à savoir comment les muscles et tendons parviennent à s'accommoder à leurs fonctions nouvelles dans un membre ainsi raccourci, le problème est le même que celui de l'accommodation des organes du mouvement, qui fonctionnent encore, lorsqu'une fracture se consolide avec un chevauchement étendu. Qu'il me suffise de le constater, l'adaptation fonctionnelle est complète chez mes deux opérés, comme elle l'est chez beaucoup d'autres à ma connaissance.

Il importe d'établir avec une rigoureuse authenticité la valeur des résultats obtenus.

Sur les phototypies que j'ai l'honneur de mettre à la disposition du Congrès, il est aisé de voir que l'acte de la préhension est remarquablement sauvegardé.

Sur celle du premier opéré, il est facile de reconnaître la vaste étendue du traumatisme, parce qu'il portait sur le bord cubital que le sujet présente directement à l'observation.

Sur l'autre il est moins facile de juger de cette étendue, dont le maximum répond au premier métacarpien, au carpe et surtout au bord radial de l'avant-bras.

Pour compléter ce document fourni par la photographie, j'ai pris, au moyen de la chambre claire, quelques croquis complémentaires.

La fig. 30 permet d'apprécier la forme et l'étendue du lambeau cutané, que j'ai pris sur la face antérieure et que j'ai entraîné en bas et en dehors, sur le bord radial et même vers la face postérieure de l'avant-bras. Le rapprochement de ces deux figures permet de juger de l'étendue des mouvements de supination et de pronation. — La flexion et l'extension sont partiellement perdues, par ces motifs que les extenseurs ont été complètement supprimés par le traumatisme. Ce qui reste des mouvements, dont on peut juger par ces croquis, ne peut s'interpréter que d'une seule façon : la flexion (fig. 29) est un mouvement actif, qui résulte de la contraction des muscles fléchisseurs ; l'extension est au contraire un mouvement presque passif, qui est la conséquence de la non activité des fléchisseurs. Le sujet fait bien tout ce qu'il peut pour contracter les débris d'extenseurs compris dans la portion la plus supérieure de son membre ; mais ses efforts s'épuisent stériles dans la masse cicatricielle ; ils ne vont pas jusqu'à produire l'extension complète des doigts.

Malgré son infirmité, mon opéré tire bon parti de sa main : il était cardeur de lin lorsqu'il a été blessé, il est redevenu cardeur de lin. Pour exercer son métier il a besoin de ses deux mains. L'une des deux doit fonctionner avec dextérité et avec quelque délicatesse; l'autre n'intervient que comme un adjuvant nécessaire, mais sans précision. — Avant son accident cet homme était droitier, sa main gauche ne fonctionnait que d'une manière accessoire pour les travaux de force. — Depuis son accident, il a tâtonné, il s'est exercé, il s'est entraîné et il a réussi à devenir gaucher et il arrive à fournir la même somme de travail qu'il fournissait jadis.

Mon second opéré est un tulliste ; sa situation me préoccupa longtemps, par ce motif que le traumatisme avait intéressé surtout le bord radial de l'avant-bras et que le fonctionnement du pouce se trouvait ainsi particulièrement compromis. Mais, pour l'exercice de sa profession, cet ouvrier n'a pas besoin de déployer une bien grande force. L'importante diminution de ses mouvements de pronation et de supination est la conséquence des arthrites radio-carpienne, médio-carpienne et carpo-métacarpienne, à cause du siège même du traumatisme; cette diminution n'est que peu préjudiciable au point de vue de sa valeur professionnelle.

Les mouvements de flexion et ceux d'extension sont en effet heureusement conservés ; ce sont eux, qui assurent le mouvement du crochet très léger que manie le tulliste. Cet ouvrier le fait avec une dextérité et une souplesse remarquables, déjà six mois après son accident (fig. 34).

Cet homme réussit d'ailleurs à écrire très correctement et rapidement et sans aucune fatigue (fig. 33).

Les deux opérations ainsi pratiquées sont, l'une et l'autre, des opérations primitives ; ainsi elles se sont trouvées dans de véritables conditions de supériorité sur les opérations secondaires, alors que les tissus sont plus friables, alors que l'atrophie est déjà commencée, alors surtout que les blessés sont disposés à temporiser avant d'accepter l'intervention chirurgicale antérieurement différée.

Les résections osseuses, dont l'indication n'est pas formellement accréditée auprès des contemporains, sont des sujets propices pour les discussions et les controverses ; et, si les résultats heureux justifient quelques audaces, ils menacent quelquefois de conduire à des entraînements qui étonnent.

On dit qu'à l'étranger, un chirurgien fut ennuyé de voir un blessé guéri avec un raccourcissement considérable après une fracture de cuisse. On affirme que ce chirurgien eut l'étrange idée de rétablir une sorte de symétrie, en ouvrant l'autre cuisse, y faisant une résection partielle de la diaphyse fémorale et suturant les fragments. L'idée fut acceptée, l'opération fut pratiquée et le résultat cherché fut obtenu. — Que cette étrange pratique soit suivie à l'étranger, peu nous importe. Il me semble peu probable qu'elle trouve en France beaucoup d'imitateurs.

Les résections, dont j'ai eu l'honneur d'entretenir le Congrès sont plus délicates, plus laborieuses et plus aléatoires que celle du fémur. Malgré ces difficultés et ces réserves, il me semble être resté encore fidèle aux traditions de la chirurgie française.

Mon but a été de sauvegarder les restes du fonctionnement de la main pour l'utilité des blessés de l'industrie ; peut-être la même opération sera-t-elle de quelque utilité encore pour quelques uns de ceux de la guerre.

OBSERVATIONS

Recueillies par M. le Docteur J.-J. CHARLES, de Remiremont,
(Vosges) et publiées dans sa thèse sur « *les résections de
l'avant-bras droit après les traumatismes des parties
molles*. Paris, 1891. »

Observation I.

Le débourreur D..., Ernest, âgé de 19 ans, a, le 10 septembre 1888, l'avant-bras droit entraîné dans un engrenage, tandis qu'il veut retirer un morceau de coton qui s'y est engagé.

M. l'Ingénieur Raoul Lemonnier a bien voulu représenter par les deux figures 26 et 26 bis le mécanisme qui se trouve sur le côté d'une carde à lin, et nous le remercions d'avoir fourni une note très précise qui explique l'accident.

« Voulant retirer le duvet de coton qui se trouvait en A, l'ouvrier passa sa main entre la couverture M et le bras C de la roue N. La machine était en marche : le bras C descendit avant que l'ouvrier ait eu le temps de retirer sa main. J'ignore et ne puis me rendre compte comment sa main fut relevée et serrée contre le galet O et la partie latérale interne de la couronne dentée du pignon N. Dans son mouvement de descente, le bras C de la roue N, dénuda largement les os de l'avant-bras. La chaîne, par son mouvement, déchira la face supérieure du métacarpe, tandis que l'arête *vive* B de la couverture en fonte polie M coupait les chairs et les tendons de la partie supérieure de l'avant-bras, atteignait l'os qu'elle *râclait* pendant le temps que continuait le mouvement de descente du bras C qui vient s'arrêter en C_1 ne pouvant aller plus loin par suite de la résistance offerte par l'avant-bras, replié sur lui-même un peu au-dessus du poignet et comprimé très fortement entre la couverture M et la chaîne D. Les doigts étaient appliqués contre la surface latérale extérieure du galet O, la paume tournée en dehors.

» La distance entre la surface latérale extérieure de la chaîne D et l'arête intérieure de la couverture M, est de 55 millimètres. L'épaisseur du bras C est de $18^m/_m$. Il restait donc un espace libre de $37^m/_m$.

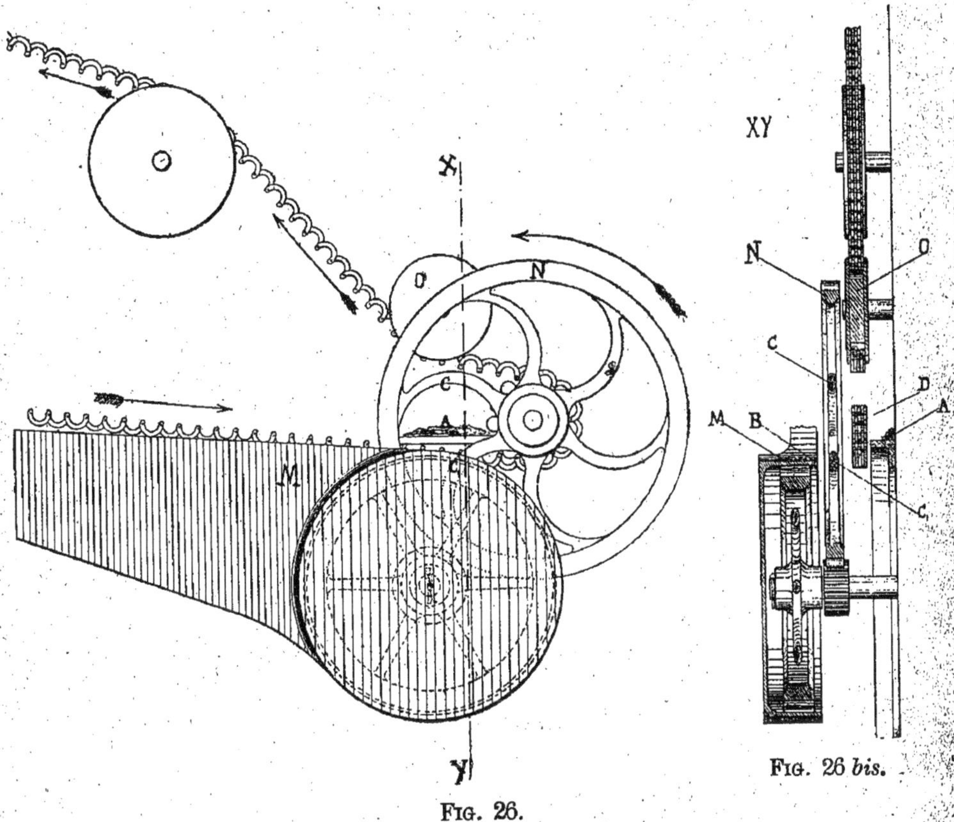

FIG. 26.

FIG. 26 *bis*.

» L'avant-bras était comprimé dans un espace de $22^m/_m$ entre l'arête vive de la couverture et le bras C_4 de la roue N. Le poignet se trouvait serré entre le bras C_4 et la chaîne D, dans un espace de $15^m/_m$.

» Enfin l'extrémité des doigts étaient serrés dans un espace de $10^m/_m$ entre la surface latérale extérieure du galet O et la partie latérale intérieure de la couronne dentée du pignon N. »

La main n'est pas atteinte par les dents d'engrenage, mais la portion inférieure de l'avant-bras se heurte au rebord abrupt d'une pièce accessoire du métier. Ce rebord (fig. 26 *bis* M B), disposé en arête vive, écrase d'abord une grande portion de peau, depuis le milieu de l'avant-bras jusque sur la face dorsale du métacarpe ; il sectionne ensuite tous les tendons extenseurs, pénètre enfin dans le cubitus sur lequel l'instrument vulnérant fait une sorte de plaie par usure, longue de 34 millimètres, comprenant presque toute la largeur de l'os et pénétrant jusqu'au canal médullaire (fig. 28). En même temps le poignet est fléchi avec exagération et détermine une disjonction épiphysaire inférieure du radius, avec fracture incomplète et axiale du segment diaphysaire de l'os (fig. 27).

Un pansement provisoire est fait à l'atelier ; le lendemain matin, le blessé est transporté à l'hôpital, où il est examiné par M. Guermonprez.

La plaie contuse est très vaste ; elle occupe toute la moitié inférieure de la face postérieure de l'avant-bras droit. Les muscles extenseurs sont dilacérés, absolument méconnaissables. Les deux os sont à nu dans la plaie sur une étendue de 4 centimètres environ et présentent, eux aussi, des lésions. Pour le radius, il y a disjonction épiphysaire ; sur le cubitus on distingue facilement la lésion superficielle : en ce point l'os a été pour ainsi dire usé, raboté, sur une longueur de 34 millimètres.

Malgré des délabrements aussi considérables, M. Guermonprez se décide à tenter la conservation du membre ; mais l'absence complète de peau sur une vaste étendue, le détermine à pratiquer une résection partielle des deux os de l'avant-bras.

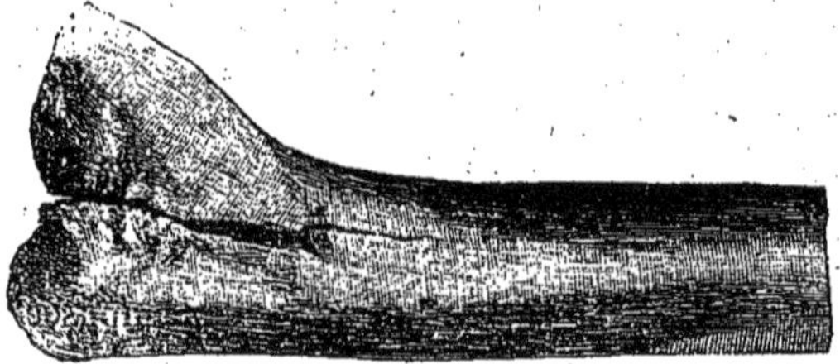

FIG. 27, qui montre la nécessité de renoncer à confectionner mortaise et tenon.

Après chloroformisation du blessé et nettoyage prolongé et renouvelé de tous les recoins de la plaie, il résèque d'abord six centimètres de l'extrémité inférieure de la diaphyse du radius ; la section de l'os

est pratiquée perpendiculairement à son axe, sans aucun biseau (1).
Une portion égale du cubitus est ensuite réséquée, en choisissant la

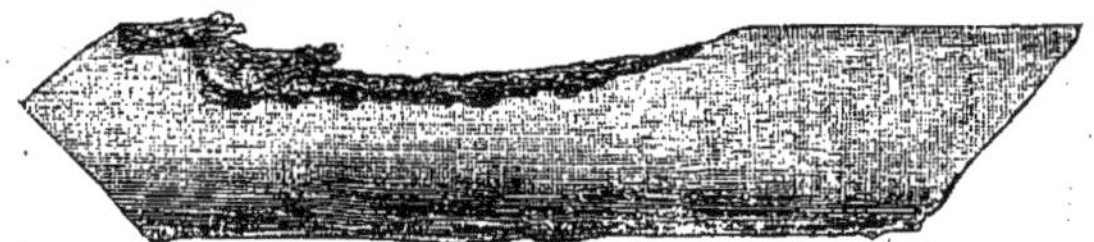

Fig. 28.

portion intéressée par le traumatisme. Pour ce dernier os, un tenon et
une mortaise sont confectionnés d'avant en arrière ; ainsi est obtenu
un affrontement plus étendu, plus parfait et surtout de meilleure
condition en vue de la consolidation.

La suture de chacun des deux os est faite au moyen de fil d'argent
dont les extrémités sont réunies en torsade conformément aux ancien-
nes coutumes de la chirurgie.

Les parties molles ne suffisent pas à combler la vaste plaie traumatique. Le chirurgien, qui constate cette lacune, se détermine à
pratiquer une autoplastie en ramenant sur la face dorsale de l'avant-
bras une portion de peau palmaire qui se trouve en excès. C'est pourquoi, partant du bord radial, il pratique deux incisions distantes entre
elles de 7 à 8 centimètres. Ces incisions sont obliques en haut et en
avant. La supérieure est longue de 9 à 10 centimètres et s'étend au-
delà de la ligne médiane de l'avant-bras. Le lambeau ainsi formé est
dégagé à ses extrémités supérieure et inférieure, mais il est soigneu-
sement laissé adhérent dans toute sa portion moyenne afin de sauve-

---

(1) Cette façon de pratiquer le trait de scie est imposée par la configu-
ration en plateau du segment inférieur de l'os, lequel ne comprend que
l'épiphyse encore revêtue de son cartilage de conjugaison.

Il eut été très laborieux de tailler une mortaise dans ce fragment inférieur, la mortaise faite aurait eu l'un de ces deux inconvénients : — ou
bien, trop peu profonde, elle eut été inefficace — ou bien, suffisamment
profonde, elle n'aurait plus laissé de place pour le passage du fil.

C'est donc par nécessité et non par choix que le chirurgien a renoncé
à pratiquer la mortaise dans ce cas particulier.

garder sa vitalité. La suture, pratiquée au crin de Florence, entraîne ce lambeau jusqu'à la surface cruentée ; les bords supérieur et inférieur sont aisément fixés. Quant au bord longitudinal, il est amené à proximité du bord opposé de la plaie, sans qu'il soit possible d'obtenir une véritable coaptation : ces deux portions sont trop énergiquement tendues et laissent encore à découvert 10 à 15 millimètres de surface cruentée, dont une partie est nécessairement vouée au sphacèle d'origine traumatique. — (Pansement antiseptique.)

15 septembre. — La température s'est élevée la veille à 40°. — Dans la crainte d'accidents de rétention, toutes les sutures sont enlevées.

16 septembre. — État général meilleur. T. M. 37°7. — T. V. 39°1. — Le pansement n'est pas souillé.

Le pansement est renouvelé les 17, 19 et 20, puis à des intervalles de quatre jours ; plus tard à des intervalles de huit jours seulement. — La plaie se cicatrise régulièrement, l'état général est excellent.

Le 6 janvier 1889, le blessé quitte l'hôpital. La plaie est complètement cicatrisée.

Trois semaines plus tard, le fil d'argent du cubitus est enlevé ; on ne peut réussir à retirer celui du radius.

Cinq mois après, le blessé reprend son ancien métier de débourreur ; il est devenu gaucher et prend simplement la précaution de garnir son poignet d'un bracelet de cuir, afin de le garantir contre les chocs.

En mai 1891, on peut voir à la face postérieure de l'avant-bras droit une cicatrice longue de 14 centimètres, partant de la partie moyenne du cubitus pour aboutir à l'articulation radio-cubitale inférieure (fig. 29), c'est celle du traumatisme. Une autre cicatrice, partant de la première, oblique en haut, est

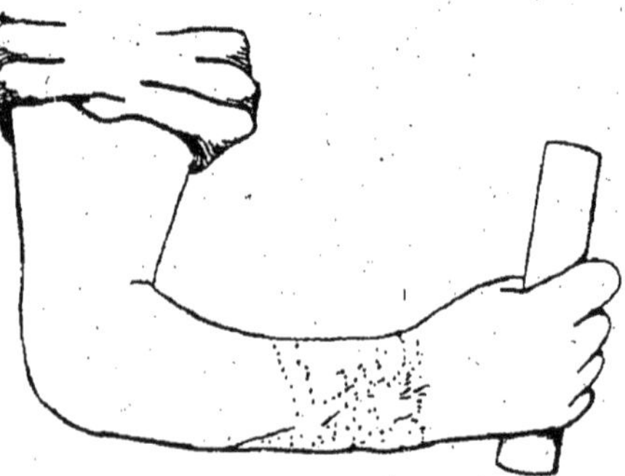

Fig. 29. — Préhension d'un manche de marteau.

située vers le tiers inférieur de l'avant-bras dont elle occupe le bord
externe et se prolonge sur la face antérieure ; une troisième se trouve
au niveau de l'articulation radio-carpienne : ces deux dernières
correspondent aux limites du lambeau autoplastique (fig. 30). La

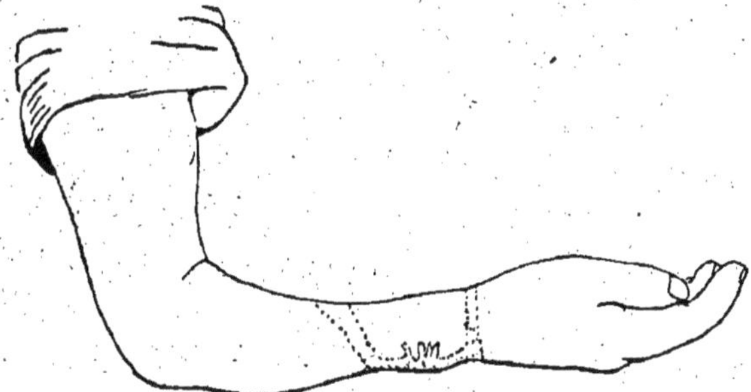

FIG. 30. — Limite de l'extension des doigts.

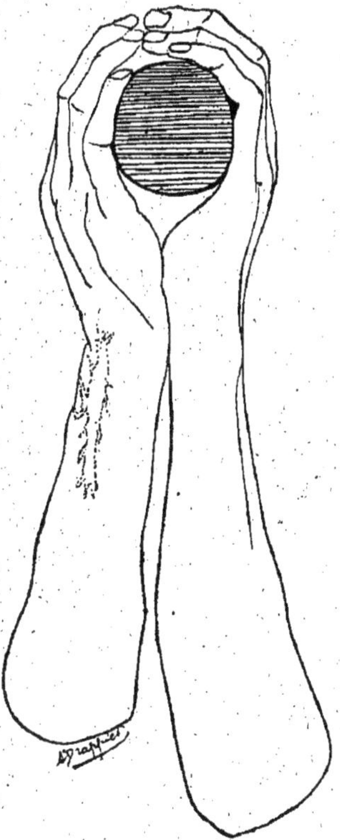

FIG. 31 (par M. A. Drappier).

première cicatrice est adhérente au
cubitus, sur une longueur de quatre
centimètres ; elle ne présente aucune
adhérence avec le radius.

Le membre blessé a subi un raccourcissement de six centimètres
(fig. 31) avec atrophie assez marquée.
Les mensurations montrent, en effet,
les différences suivantes au profit du
membre sain : Dans le tiers supérieur
de l'avant-bras, un centimètre et
demi (24,5 et 23) ; — au niveau du
poignet, deux centimètres (17 et 15);
— au niveau des têtes métacarpien-
nes, deux centimètres (21 et 19). —
La vigueur est cependant suffisamment conservée.

Les muscles de la région postérieure paraissent avoir été détruits
complètement. Seuls les deux ra-
diaux fonctionnent encore partiellement ; leurs tendons peuvent encore

être différenciés immédiatement au-dessus de leur insertion métacarpienne, mais il ne peut en être de même dans le reste de leur étendue, on les y trouve confondus avec le périoste et la cicatrice cutanée. — Lorsque le malade étend la main, elle est en même temps portée dans l'abduction. — La flexion du poignet qui est presque complète, se fait de même dans l'abduction.

Les mouvements de pronation et de supination sont remarquablement conservés.

Pour les doigts, l'extension est presque nulle (fig. 30); c'est un mouvement passif dû à la non activité des fléchisseurs. La flexion est limitée pour les deux phalanges terminales; la phalange métacarpienne peut arriver à l'angle droit (fig. 29). — Le mouvement d'écartement est difficile, excepté pour les deux premiers doigts médians.

La flexion, l'extension et l'opposition du pouce peuvent se faire complètement; l'abduction est possible mais incomplète.

Tous les mouvements communiqués sont aussi libres que ceux du côté sain.

La sensibilité est conservée intégralement.

La dextérité est remarquable; le blessé tient un porte-plume avec une extrême facilité.

La préhension des objets volumineux se fait bien (fig. 29), celle des objets de petit volume se fait par l'opposition du pouce à l'extrémité des autres doigts.

Depuis l'accident, cet ouvrier a continué à exercer sa profession; il fournit la même somme de travail que ses compagnons et il a fait preuve d'une dextérité suffisante pour éviter tout nouvel accident.

Le Conseil de révision l'a déclaré inapte au service militaire.

Observation II.

Victor F......, tulliste, âgé de 20 ans, entre le 16 septembre 1890, à l'hôpital de la Charité, salle St-Pierre, N° 11. Deux heures auparavant, cet homme a eu l'avant-bras droit entraîné dans un pignon d'engrenage, tandis que la main intacte est arrêtée par le rebord du pignon. Un pansement provisoire ayant été installé, l'interne de garde attend la visite du lendemain pour l'enlever.

Le 17 septembre, M. Guermonprez constate les lésions suivantes :

1° Une plaie contuse, à bords festonnés, à la face postérieure de l'avant-bras droit ; elle s'étend du milieu de la face dorsale de la main au tiers moyen de l'avant-bras d'une part, et du bord externe au bord interne de la même partie du membre d'autre part. Sur les portions saines, aussi bien que sur les portions malades, surtout vers l'extrémité supérieure de la solution de continuité, se voient des lignes brunes, perpendiculaires au grand axe du membre et régulièrement espacées, ce sont les empreintes des dents de l'engrenage ;

2° La dénudation de la face postérieure de l'extrémité inférieure du radius, sur une longueur d'environ quatre centimètres ;

3° Au même niveau, flotte un tendon séparé de son corps musculaire ; sa situation permet de supposer qu'il s'agit du second radial externe ;

4° L'ouverture de l'articulation radio-carpienne.

Une intervention chirurgicale est décidée. Comme il n'y a pas assez de peau pour recouvrir la plaie, le chirurgien décide de réséquer environ cinq centimètres du radius et du cubitus. La suture tendineuse sera faite ainsi que toutes les interventions accessoires qui pourront paraître opportunes pendant le cours de l'opération.

Le blessé est chloroformé. Il est possible alors d'étudier de plus près les effets et les limites du traumatisme. On constate ainsi, outre les lésions déjà décrites :

1° que la tête supérieure du premier métacarpien est séparée de son corps par un trait de fracture ;

2° que la face postérieure de l'extrémité inférieure du radius porte les traces des dents de l'engrenage, qui ont enfoncé la table osseuse en différents points, en produisant des fissures et des esquilles.

Après les précautions antiseptiques ordinaires, le périoste du radius et du cubitus est séparé, d'abord au moyen d'un couteau à périoste, ensuite au moyen des rugines de Farabeuf. Puis on réséque 5 centimètres environ de chacun de ces deux os, en pratiquant des tenons et mortaises ; le trait de scie inférieur porte à environ 3 centimètres de l'articulation. — La suture osseuse est pratiquée pour les deux os au moyen d'un fil d'argent dont les extrémités sont enroulées en hélice. — Le tendon arraché est réuni à son muscle. — De grands lavages au sublimé sont pratiqués, puis les bords cutanés de la plaie sont affrontés, après régularisation. (Pansement aseptique).

Le 18 septemb., une hémorrhagie très légère ayant souillé le pansement, celui-ci est renouvelé. On peut ainsi se rendre compte de l'insuffisance de la suture tendineuse.

Pendant les deux premiers mois qui suivent l'opération, le pansement est renouvelé tous les jours, puis tous les deux jours, enfin à des intervalles de trois ou quatre jours.

Le 8 janvier 1891, le blessé, bien qu'imparfaitement guéri, demande à sortir de l'hôpital. Deux petites plaies, de la dimension d'une pièce d'un franc, existent encore à ce moment, et sont pansées au diachylon pendant environ deux mois.

Le 20 janvier, le chirurgien fait l'ablation du fil d'argent du cubitus, en même temps qu'il enlève une minime esquille superficielle du même os. — Le 30 janvier, le fil du radius est enlevé de même.

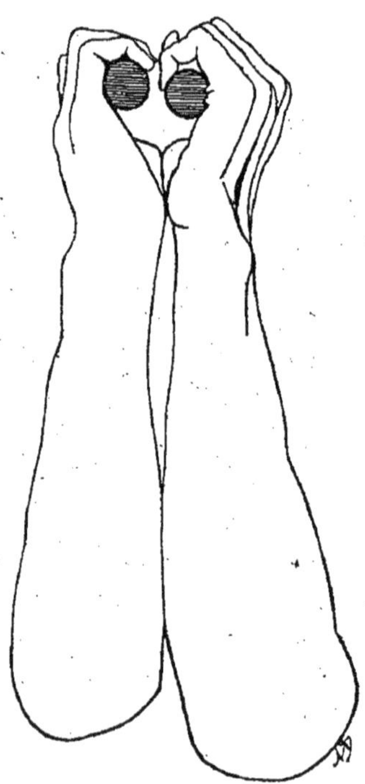

Fig. 32 (par M. A. Drappier).

Le 12 février une seconde esquille, provenant cette fois du radius, est encore extirpée.

En mai 1891, la plaie est complètement cicatrisée. Le raccourcissement est de 4 centimètres 1/2 (fig. 32). Le membre est sensiblement amaigri ; cependant à la partie inférieure il paraît plus large que son congénère, et on note, en effet, à ce niveau une différence d'un centimètre 1/2 au profit du membre blessé, tandis que, mesuré dans son tiers supérieur, il présente un amaigrissement de deux centimètres. — Le pourtour de la main est de un centimètre 1/2 moindre que celui de l'autre main.

La cicatrice est obliquement dirigée en bas et en dehors, longue de douze centimètres sur six de largeur. Elle est adhérente à la partie inférieure du radius.

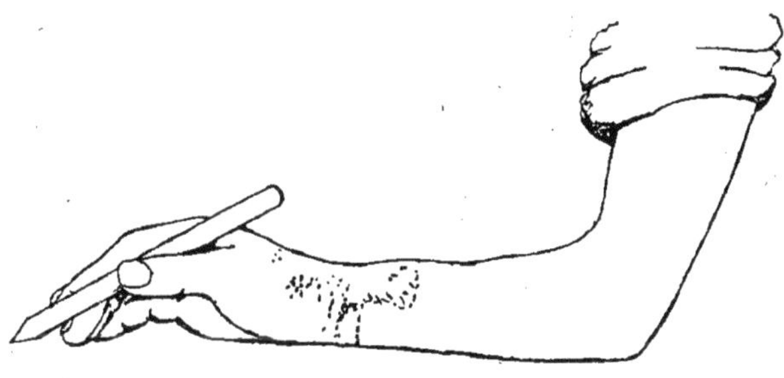

Fig. 33.

La pronation est complète. Dans le mouvement de supination la main dépasse à peine la position intermédiaire entre la pronation et la supination.

La flexion et l'extension de la main sont très limitées, aussi bien pour les mouvements communiqués que pour les mouvements spontanés.

Dans la flexion des doigts, la première phalange seule se fléchit incomplètement ; pour les autres phalanges, ce mouvement est normal. — L'extension est complète. — L'écartement des doigts est aussi facile que pour le membre opposé.

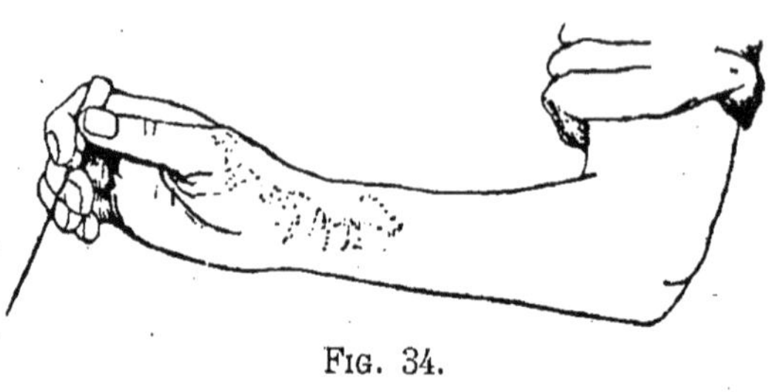

FIG. 34.

Pour le pouce, les mouvements d'extension et d'abduction sont limités. La flexion est presque complète. L'opposition à l'index au médius est possible mais le pouce ne va pas au-delà.

La sensibilité est conservée partout; elle paraît cependant diminuée à la face dorsale du pouce.

Le blessé écrit facilement, très lisiblement et sans fatigue (fig. 33). Il a repris son travail, comme tulliste depuis avril 1891; il s'en acquitte aussi bien qu'avant son accident (fig. 34).

Lille Imp. L. Danel.

DU MÊME AUTEUR :

Médecine des chemins de fer. — Côté médico-légal de l'affaire du chauffeur E....... contre l'Etat belge (*Lille*, 1880).

Idem. — Simulation des douleurs d'origine traumatique ; diagnostic par les courants induits et interrompus (*Journal des Sc. méd. de Lille et Gaz des hôp.*, 10-13 sept. 1881).

Idem. — Troubles nerveux consécutifs à une fracture du crâne, etc., par accident de chemin de fer ; émissions sanguines répétées ; guérison. (*Lecture à la Société de Chirurgie de Paris*, 5 oct. 1881 , et *Journal des Sc. méd. de Lille*, 1883.)

Sur la réparation des parties molles et du squelette dix-huit ans après la perte de tout le corps du maxillaire inférieur (*Soc. centr. de Méd. du Nord de la France*, sept. 1872.)

Sur la pustule maligne en Flandre (*Journal des Sc. méd. de Lille*, fév. 1879).

Contribution à l'étude de la myosite (*Ibidem* , 1879) , et brochure, 116 p., Paris, 1880.

Étude sur la réduction des luxations du pouce en arrière au moyen des manœuvres de douceur (*Journal des Sciences médicales de Lille et Union médicale*, 1882. *Thérapeutique contemp.*, 1882).

Notes sur quelques difformités des doigts.— Broch. 50 p. avec 50 fig. Lille, 1887.

Etude sur la dépression du crâne pendant la seconde enfance (*Arch. gén. de méd.*, août 1882, et *J. des Sc. méd. de Lille*).

Note sur le traitement de la pseudarthrose du tibia (*Bull. de l'Acad. royale de médecine de Belgique*, juillet 1883).

Kystes des doigts. — Broch. 36 p. Paris, 1886.

Curage d'un foyer de gangrène sus-diaphragmatique. (*Société des Sc. méd. de Lille*, 31 mars 1886.)

Note sur un cas de cysticerque du sein (*Soc. des Sc. méd. de Lyon* ; *Lyon médical*, 1883 ; *Revue méd. franç. et étr.*, janvier 1884).

— La même, traduite en espagnol par le Docteur D. Rosalino Revira y Oliver. Barcelone, novembre 1883.

Note sur une pneumotomie (*Académie de médecine de Paris*, 1887).

Note sur un cas de néphrorrhaphie (*idem*, 1888).

Symptomatologie des fractures du calcanéum (*Société de Chirurgie de Paris*, 1889).

Fracture du calcanéum par écrasement. (*Académie de médecine de Paris*, avril 1890.)

Sur la prothèse des apophyses géni. (*Académie de médecine de Paris*, 19 août 1890.)

Autoplastie de la main par désossement d'un doigt. (*Académie de médecine de Paris*, 25 août 1891.)

Hystérectomie abdominale totale. (Ibidem, 15 septembre 1891.)

www.ingramcontent.com/pod-product-compliance
Ingram Content Group UK Ltd.
Pitfield, Milton Keynes, MK11 3LW, UK
UKHW020053100726
13658UKWH00004B/1726